NOUVELLES CONSIDÉRATIONS

SUR LES

AFFECTIONS NERVEUSES

DE L'ORGANE DE LA VUE,

CONFONDUES PAR LES AUTEURS SOUS LE NOM GÉNÉRIQUE

D'AMAUROSE;

PAR LE DOCTEUR G.-L. BESSIÈRES.

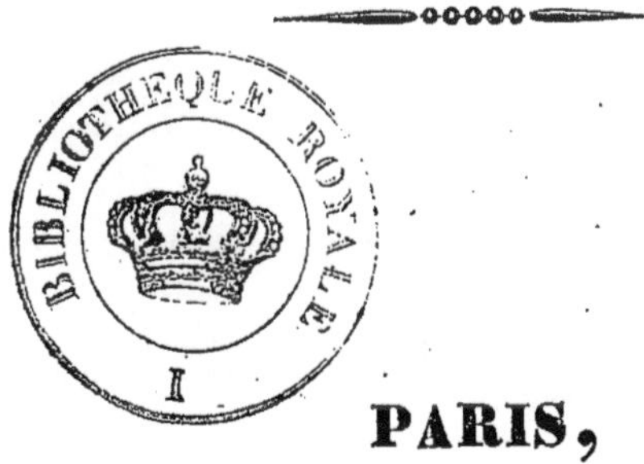
BIBLIOTHEQUE ROYALE
I

PARIS,

CHEZ GERMER-BAILLIÈRE, LIBRAIRE,
RUE DE L'ÉCOLE-DE-MÉDECINE, 17;

ET CHEZ L'AUTEUR,
RUE DE SEINE-SAINT-GERMAIN, 6,

Mai 1838.

TABLEAU SYNOPTIQUE
DES AFFECTIONS DU SYSTÈME NERVEUX DE L'ORGANE DE LA VUE.

Les diverses affections nerveuses de l'appareil de la vision sont constituées par

1° la paralysie de la branche supérieure du nerf moteur oculaire commun, 3e paire.... qui produit......... le prolapsus de la paupière supérieure.

2° la paralysie des branches orbiculaires du nerf ophtalmique, 5e paire....... qui produit......... le prolapsus de la paupière inférieure.

3° le spasme ou convulsion du muscle orbiculaire des paupières....... qui produit......... le clignottement.

4° la paralysie d'une ou de plusieurs branches du nerf moteur oculaire commun, 3e paire, ou du nerf pathétique, 4e paire..... qui produit..........
- 1° le strabisme...... { d'un seul œil. / des deux yeux. }
- 2° l'obliquité du globe de l'œil ou de la vue.

5° la paralysie complète du nerf moteur oculaire commun, 3e paire, et du nerf pathétique, 4e paire....... qui produit..........
- lorsqu'elle est récente..... la fixité du globe de l'œil.
- lorsqu'elle est invétérée... la procidence du globe de l'œil.

6° l'inflammation de la rétine........ qui produit..........
- lorsqu'elle est aiguë...... le fungus médullaire.
- lorsqu'elle est chronique... le glaucôme.

7° l'injection, la compression de la partie inférieure et antérieure du cerveau....... peut produire un état de la vue que l'on a toujours confondu avec l'amaurose, et qui..........
- sans injection de l'œil.... détermine......... faiblesse de la vue sans hallucinations.
- avec injection de l'œil.... détermine......... faiblesse de la vue avec douleurs, intolérance de lumière, vue d'éclairs, d'objets colorés.

8° la paralysie du nerf de la 5e paire, du ganglion ophtalmique, du ganglion ciliaire.... produit ce que les auteurs ont appelé ambiyopie amaurotique......... et a deux variétés.....
- 1° avec excès de sensibilité de la rétine......... rétrécissement de la pupille, *nyctalopie*.
- 2° avec défaut de sensibilité de la rétine....... dilatation de la pupille, *héméralopie*.

9° la paralysie de la rétine et du nerf optique.... produit ce que les auteurs ont appelé amaurose confirmée......... les principaux symptômes sont..............
- la couleur verte du fond de l'œil;
- la vue de mouches volantes;
- la diplopie;
- l'hémiopie.

10° La paralysie simultanée du nerf de la 5e paire, des ganglions, de la rétine et du nerf optique, du système nerveux visuel......... produit ce que les auteurs ont appelé amaurose invétérée incurable...... et donne lieu à la réunion des différents symptômes des deux espèces précédentes.

NOUVELLES CONSIDÉRATIONS

SUR LES

AFFECTIONS NERVEUSES

DE L'ORGANE DE LA VUE.

BIBLIOTHÈQUE IMPÉRIALE

PARIS. — IMPRIMERIE DE E.-B. DELANCHY,
Rue du Faubourg-Montmartre, n. 11,

NOUVELLES CONSIDÉRATIONS

sur

LES AFFECTIONS NERVEUSES

DE L'ORGANE DE LA VUE,

CONFONDUES PAR LES AUTEURS SOUS LE NOM GÉNÉRIQUE

D'AMAUROSE.

L'étude de l'anatomie et de la physiologie du système nerveux en général, négligée ou mal faite jusqu'aux travaux de Gall, et aujourd'hui encore fort incomplète, a laissé, sur la pathologie du système nerveux, un vague et une ignorance dont se sont ressenties surtout les maladies dont nous allons nous entretenir succinctement dans cet opuscule, en essayant de donner une idée de la manière dont nous avons dirigé nos travaux à cet égard.

Si l'on parcourt les traités anciens d'ophtalmologie, on ne trouve rien, même d'à peu près satisfaisant, au sujet du diagnostic des affections nerveuses de l'organe de la vue ; tout est confondu sous le nom générique de *goutte-sereine* et d'*amaurose*, et les traitements indiqués se ressentent également de cette incertitude du diagnostic.

Dans l'ouvrage de Scarpa, ainsi que l'observent, du reste avec beaucoup de raison, ses traducteurs, on retrouve, à l'occasion de l'amaurose, toutes les idées de la doctrine humorale qui régna si long-temps dans les écoles, et qui s'est perpétuée, ainsi que plusieurs autres anciennes erreurs, chez le vulgaire comme parmi certains médecins. On est étonné de voir un esprit aussi judicieux et un praticien aussi distingué que Scarpa adopter toutes ces idées de surcharges gastriques, de saburres ou d'autres matières étrangères accumulées dans les voies digestives, agissant, on ne sait comment, sur les organes de la vue, de manière à produire l'amaurose, et devant être évacuées, afin que la rétine et le nerf optique recouvrent leur sensibilité et le libre exercice de leurs fonctions. L'expérience a, depuis long-temps, fait justice de semblables théories.

Dans un ouvrage plus récent de M. le docteur Weller, de Dresde, quoique le traitement soit indiqué d'une manière plus rationnelle, il existe encore la même confusion dans le diagnostic, de telle sorte qu'il est impossible de se faire une idée exacte de ce que l'auteur entend par amaurose, pas plus que de l'importance des divisions qu'il établit.

Cette même confusion existe, à un moindre degré sans doute, dans un ouvrage publié nouvellement à Paris par M. le docteur Sichel; cependant les trois espèces principales d'amaurose admises par l'auteur, et indiquées sous les noms d'*amauroses irritative, torpide* ou *organique,* ne rendent pas suffisamment raison de la nature de la maladie, et laissent encore un grand vague dans le diagnostic de cette affection.

Mon but n'étant point ici de discuter les opinions d'autrui, mais seulement de donner une analyse succincte des idées d'après lesquelles j'ai entrepris un travail beaucoup plus complet, et dont ceci n'est qu'un extrait sommaire, je vais, afin de me faire bien comprendre, tracer dans le tableau synoptique ci-joint une nouvelle classification de l'ensemble des affections nerveuses de l'organe de la vue, afin que les pages qui vont suivre offrent quelque clarté, bien qu'ici je ne m'occupe que des affections nerveuses de l'œil, confondues jusqu'à ce jour sous le nom générique d'*amaurose*.

Si l'on a examiné notre tableau synoptique avec quelque attention, on a pu se faire une idée nette de notre manière de classer et d'envisager le mode de génération des diverses affections nerveuses de l'organe de la vue, et se rendre raison de l'importance que pouvait avoir une bonne classification de ces maladies, restées jusqu'à ce jour si difficiles à reconnaître et à guérir ; mais, je le répète, je ne veux, dans les pages qui vont suivre, m'occuper que des affections classées dans les quatre derniers paragraphes de ce tableau de classification, de celles qui ont été particulièrement confondues sous le nom d'amaurose.

Jusqu'à ce jour on a généralement désigné sous le nom d'amaurose un état de cécité nerveuse plus ou moins complet, sans se rendre raison de la nature de la maladie, et admettant, pour variétés, le degré dans l'intensité de symptôme de cécité, dans la présence ou l'absence des douleurs, dans l'apparence particulière de l'œil et l'état de la vue.

Quand on a voulu se rendre raison de l'affection que l'on a appelée du nom d'amaurose, on a presque toujours erré dans des hypothèses inadmissibles, en ce qu'on n'est pas parti de ce principe physiologique, que je formule ici parce qu'il me paraît incontestable, que, pour qu'il y ait vision distincte, il faut toujours que l'action du nerf optique et de la rétine et celle du nerf de la cinquième paire soient en rapport d'équilibre parfait. Toutes les fois que ce défaut d'équilibre existe par l'un ou l'autre de ces deux nerfs, il y a cécité plus ou moins complète, c'est-à-dire qu'il y a lésion ou interruption dans l'action de l'un ou de l'autre, ce qui constitue toutes les ambliopies amaurotiques, les amauroses incomplètes; quand il y a lésion des deux, il y a alors amaurose complète.

Il est donc de la dernière importance de pouvoir distinguer ces différents états, afin de leur porter les remèdes rationnels qui leur conviennent; autrement et sans partir de ces principes physiologiques, qu'il est étonnant qu'on n'ait pas plus tôt appréciés, on ne connaîtra que très-imparfaitement la nature de la maladie, et par conséquent on ne basera jamais un traitement rationnel. Je n'ai pas la présomption de croire avoir atteint ce résultat, mais il me semble que j'indique la route qu'il faut prendre pour y arriver.

Dans la description particulière des quatre variétés de cécité plus ou moins complète que nous allons faire, on aura la raison de la plupart des symptômes fournis par les auteurs; symptômes confondus, et qui, par leur confusion, ne permettaient pas d'arriver à quelque certitude de diagnostic.

§ Ier.

AMAUROSE PAR INJECTION ET COMPRESSION DE LA PARTIE INFÉRIEURE ET ANTÉRIEURE DU CERVEAU.

Cette affection naît souvent brusquement à la suite d'une attaque d'apoplexie qui n'a pas été assez forte pour produire la mort, et laisse après elle une cécité amaurotique semblable à celle que nous examinons.

D'autres fois la vue s'affaiblit progressivement, lentement, en même temps que le malade ressent des douleurs de tête, ou seulement des lourdeurs avec une habitude de congestion au cerveau; c'est ce qui a souvent lieu chez des personnes pléthoriques qui, avec une existence paresseuse, se nourrissent beaucoup et dorment après les repas.

Cet état de pléthore cérébrale peut durer des années sans amener ni l'apoplexie, ni la cécité, en affaiblissant seulement graduellement la vue; mais presque constamment, si l'on n'y porte remède, le malade finit par une attaque d'apoplexie ou par devenir aveugle.

Les principaux symptômes sont ici tous ceux d'un état de congestion cérébrale; les causes sont celles de l'apoplexie en général, ou de la pléthore cérébrale; ainsi la suppression des évacuations habituelles de l'économie, des menstrues, des hémorroïdes, des saignées habituelles; les travaux intellectuels prolongés par les veilles, la fatigue que produit l'usage long-temps continué du microscope, de la loupe, dans certaines professions; des marches faites à une chaleur trop intense ou à la réverbération de la neige ou des sables des déserts.

L'action de porter un fardeau trop lourd sur la tête, ainsi que Beer l'a observé sur un malade qui devint ainsi subitement aveugle, peut encore être une cause de la maladie dont nous nous occupons.

L'usage des boissons alcooliques, des aliments trop succulents joints à une vie trop sédentaire.

Les préparations opiacées ont aussi, dans quelques cas, déterminé une cécité par congestion cérébrale; mais, quoique des observations semblables existent dans la science, on peut les considérer comme des cas fort rares.

Cet état présente des variétés bien tranchées et utiles à être remarquées, surtout pour le traitement.

Première variéte. — Sans injection de l'œil.

Dans ce cas, l'organe paraît comme dans l'état naturel; le plus ordinairement les mouvements de l'iris se continuent naturellement; le fond de l'œil est bien noir et ne présente jamais cette teinte verdâtre assez commune dans l'amaurose par altération de la rétine; il n'y a pas de douleurs oculaires, pas d'hallucinations; le malade s'aperçoit seulement que sa vue faiblit de jour en jour.

Beaucoup de malades conservent quelquefois pendant des années entières un pareil état de la vue, sans y porter remède, jusqu'à ce qu'enfin la faiblesse devienne telle qu'elle amène la cécité : c'est alors le cas d'une guérison fort difficile.

Deuxième variété. — Avec injection de l'œil.

La plupart du temps cette injection est légère en apparence; on aperçoit seulement les vaisseaux de la conjonctive et de la sclérotique plus gonflés et plus rouges que de coutume. Quelquefois cette injection a lieu également dans l'intérieur de l'œil, et les vaisseaux de la corrhoïde sont injectés.

Les symptômes principaux sont alors des douleurs oculaires assez intenses, une intolérance de lumière le plus souvent très considérable, la vue continuelle d'éclairs, de lumière d'une atmosphère colorée, lors même que le malade est plongé dans l'obscurité.

Dans ce cas, la vision est ordinairement plus altérée que dans le précédent; les malades ressentent aussitôt une grande fatigue à la moindre application de la vue.

Un sentiment continuel de tension de l'œil devient quelquefois le symptôme que les malades accusent avec le plus de persistance, et dont ils se plaignent le plus douloureusement.

Traitement. — Il est toujours utile de commencer le traitement de cette affection par une forte saignée générale, ensuite toute la série des moyens antiphlogistiques doit être ici mise en usage. C'est surtout le cas d'insister sur l'application souvent répétée des sangsues à l'anus, et des ventouses à la nuque. On n'aura recours aux dérivatifs que lorsqu'on se sera rendu maître de tous les symptômes de congestion.

Alors seulement on emploiera avec avantage les purgatifs souvent répétés, même les drastiques dans quelques circonstances. Quelques praticiens donnent l'émétique : je crois qu'il est ici rationnel de proscrire absolument l'emploi de tout médicament qui peut amener les efforts du vomissement.

Lorsque l'on aura combattu avec avantage les symptômes de congestion, s'il reste encore de la faiblesse de la vue, ce qui arrive assez souvent, il est bon d'avoir recours aux vésicatoires à la nuque, aux jambes, et à toute la série des dérivatifs cutanés. Ensuite l'on peut essayer quelques topiques toniques et excitants sur les yeux, dans le cas bien entendu où il ne reste pas la moindre injection de l'œil, car autrement on s'exposerait à des accidents graves.

C'est par la négligence de préceptes semblables que l'on voit journellement tant d'affections simples de l'œil, amenées par suite d'une médication topique irrationnelle ; des désorganisations telles que les meilleurs traitements ne peuvent plus en triompher.

Il n'y a pas une partie de l'art de guérir pour laquelle on ait prodigué davantage les moyens topiques ; les pommades les plus irritantes sont encore journellement mises en usage pour combattre des affections inflammatoires souvent simples, qu'elles aggravent quelquefois jusqu'à compromettre la vue.

Mais tout ceci est surtout applicable à l'ophtalmie dont je n'ai pas à m'occuper dans cet opuscule.

Première observation. — M. de Martouret, associé d'agent de change, demeurant à Paris, rue du Mont-Blanc, n. 22, me consulta, en mars 1829, pour une affection des yeux qui datait déjà de plusieurs mois, et avait, à l'époque où je vis pour la première fois le malade, amené une cécité presque complète.

La vue était complètement abolie dans l'œil droit,

presque complètement dans l'œil gauche ; les yeux étaient injectés, le droit surtout ; l'aspect extérieur était du reste à peu près comme dans l'état naturel, si ce n'est que l'intolérance de la lumière était assez grande et développait une douleur vive aussitôt que le malade était exposé à un jour un peu éclatant. Le malade était d'une constitution lymphatico-sanguine, pléthorique, gras, et adonné à la bonne chère ; il avait déjà fréquemment souffert de la goutte. Il se plaignait de douleurs de tête presque continuelles, de pesanteur, et d'un sentiment incommode de tension dans toute la tête, particulièrement dans les yeux.

J'abrège les détails ; mais il y avait ici, bien évidemment, un état de congestion cérébrale assez développé, tous les symptômes en étaient manifestes. C'était là cet état pathologique de l'œil que l'on confond encore avec l'amaurose, et qui n'est, si l'on peut s'exprimer ainsi, que symptomatique de l'état de compression de congestion du cerveau. Cet état existait, ainsi que nous l'avons vu, avec injection légère, il est vrai, mais des deux yeux ; et la vue était telle que le malade ne distinguait plus que les plus grandes masses, et ne pouvait pas se conduire.

Le traitement fut dans ce cas ce qu'il devait être, tout antiphlogistique et déplétif. Je commençai par une forte saignée générale, et continuai ensuite pendant vingt jours l'application journalière d'une ventouse scarifiée à la nuque, de manière à extraire d'une à trois onces de sang. Pendant tout ce temps, le malade fut soumis à un régime sévère, à l'usage quotidien de bains de pieds synapisés, de laxatifs énergiques, et on appliqua un vésicatoire à chaque jambe.

Au bout de ces vingt jours, la vue était complètement rétablie dans l'œil gauche, moins complètement
dans le droit, qui est resté toujours faible depuis cette
époque. Le malade put reprendre ses occupations; et,
depuis bientôt dix ans, pendant lesquels la personne
dont il est ici question, après avoir changé de position,
a occupé, dans les bureaux de la guerre, une place de
secrétaire d'administration, la vue s'est constamment
soutenue bonne de l'œil gauche et sans rechute.

§ II.

AMAUROSE PAR ALTÉRATION DU NERF DE LA CINQUIÈME PAIRE.

Dans cette espèce d'amaurose, l'examen de l'œil of-
fre en général des notions assez précises.

La pupille a toujours très-peu de mobilité, l'iris est
ordinairement molle et tremblottante.

La pupille est quelquefois resserrée au point de ne
laisser pénétrer que fort peu de lumière au fond de l'œil.

D'autres fois, et c'est le cas le plus fréquent, la pupille est dilatée; alors une grande lumière et les rayons
du soleil sont fatigants pour le malade.

La vue se conserve quelquefois assez bien dans les
premiers temps de la maladie; mais les malades pré-
fèrent pour lire un très-petit jour. La vue diminue
bientôt sensiblement de longueur; à la moindre fatigue,
à une lumière vive, l'œil semble s'injecter. Les larmes
sont sécrétées en plus grande abondance, et des douleurs circum-orbitaires assez aiguës forcent momen-
tanément le malade à fermer les yeux.

En examinant l'intérieur de l'œil, on ne remarque rien de particulier ; la transparence des humeurs reste la même ; la diaphanéité des membranes est complète ; la rétine se laisse assez habituellement apercevoir comme dans l'état naturel ; on ne voit pas la teinte verte du fond de l'œil qui est le caractère de l'altération de la rétine.

Les douleurs sont assez communes dans ce cas, mais presque toujours légères, et bornées au pourtour de l'orbite ; les malades n'éprouvent assez généralement des douleurs de tête que lorsqu'ils sont exposés à une trop vive lumière.

On s'explique facilement ces douleurs ressenties par l'action d'une vive lumière, en considérant que, dans ce cas, la rétine et le nerf optique ayant, à peu de chose près, conservé leur intégrité, ces appareils nerveux se trouvent surexcités par trop de lumière, l'iris, par suite de l'altération du nerf de la cinquième paire, n'exécutant plusqu'imparfaitement ses fonctions.

Causes. — Les causes de cette affection sont très-nombreuses, toutes celles des altérations nerveuses en général ; ainsi, qnoique cette maladie semble n'affecter de préférence, ni pour l'âge, ni pour le sexe, et qu'elle sévisse sur tous les tempéraments, on conçoit que les constitutions nerveuses, irritables, y soient les plus exposées, et c'est ce qui a lieu en effet.

Cette maladie m'a paru souvent dépendre d'un état général de faiblesse du système nerveux, amené par les excès vénériens, l'onanisme, les spermatorrées, etc.

Je l'ai vue dans un cas être amenée bien évidemment à la suite d'une salivation très-abondante, provoquée par un traitement mercuriel poussé jusqu'à l'empoisonnement, comme quelques praticiens entêtés s'obstinent encore à le faire.

Les travaux trop assidus de l'œil, surtout à la loupe ou au microscope, peuvent aussi occasioner cette maladie que l'on rencontre plus fréquemment chez les orfèvres, les joailliers, les horlogers, chez les personnes qui, en général, fatiguent beaucoup leur vue.

Cette espèce d'amaurose présente deux variétés bien tranchées; car elle peut exister avec excès ou avec défaut de sensibilité de la rétine.

Première variété.—Avec excès de sensibilité de la rétine.

Aux symptômes que nous venons d'indiquer plus haut, et qui se présentent ici avec intensité, vient souvent, dans ce cas, se surajouter un symptôme particulier dont le phénomène principal est cet état de la vue dans lequel, par le fait de l'introduction dans l'œil d'un faisceau trop considérable de lumière, par suite de l'action irrégulière morbide et désharmonique de l'iris, la rétine éblouie ne distingue plus les objets au grand jour, et les distingue au contraire le soir, lorsque la diminution de la lumière répandue dans l'atmosphère est égale à celle que l'iris laisserait pénétrer dans l'œil, si l'intégrité du nerf de la cinquième paire lui permettait d'exécuter régulièrement sa fonction.

C'est ce phénomène que les auteurs ont décrit comme une maladie particulière, sous le nom de *nyctalopie*, ou *vue de nuit*, sans se rendre raison de sa nature et de sa cause.

Dans cette variété l'iris est complètement immobile,

la pupille quelquefois contractée, le plus ordinairement déformée et irrégulière dans son contour.

Deuxième variété. — *Avec défaut de sensibilité de la rétine.*

Il se présente souvent, dans ce cas, un phénomène qui est l'inverse de l'état précédent; c'est cet état de l'œil dans lequel le malade ne voit plus rien aussitôt qu'il n'est pas exposé à une vive lumière; le soir sa vue est tout-à-fait abolie aussitôt que le soleil passe sous l'horizon; il ne distingue plus les objets à la lumière de la lune ou à celle des bougies.

On comprend aisément que dans ce cas, comme il y a défaut de sensibilité de la rétine et que l'iris, par suite de la paralysie de la cinquième paire, n'exécute plus ses fonctions de manière à aider celles de la rétine, ce dernier organe a besoin, pour manifester le peu de sensibilité qui lui reste, d'une très-grande quantité de son excitant naturel, de lumière; c'est par conséquent, nous le répétons, l'inverse du cas précédent. C'est cet état de la vue que les auteurs décrivent comme une affection particulière, sous le nom d'*héméralopie,* ou *vue d urne.* Ces deux phénomènes de nyctalopie et d'héméralopie ne sont pas des symptômes constants de toutes les altérations de la vue par affections du nerf de la cinquième paire; mais on ne les rencontre jamais que dans ce genre d'amaurose; c'est ce qui nous a conduit à en faire ici deux variétés.

Dans cette seconde variété, il y a constamment un état plus grave que dans la première, en ce que cette circonstance du défaut de sensibilité de la rétine indi-

R. F.

2

que toujours de sa part une disposition ou même un commencement de paralysie; cet état est assez ordinairement le passage de l'amaurose, par altération spéciale du nerf de la cinquième paire, à l'amaurose confirmée, à celle dans laquelle, aux phénomènes de la paralysie des branches ophtalmiques, viennent se joindre ceux de la paralysie de la rétine et du nerf optique.

Toujours alors l'iris est molle et tremblottante, la pupille est constamment très-dilatée. Les douleurs sont assez ordinairement nulles; mais l'affection est toujours difficile à guérir, et il faut que le médecin soit beaucoup plus circonspect dans son prognostic.

Traitement. — Afin de n'être pas obligé à des répétitions, nous allons, ici, donner quelques développements au traitement de l'amaurose, traitement qui convient dans les trois genres que nous avons à traiter, sauf les modifications que nous indiquerons en leur lieu.

On a, depuis long-temps, préconisé pour combattre l'amaurose une foule de médications, dont les unes avaient la prétention d'atteindre à la nature même du mal, et étaient considérées, en quelque sorte, comme des spécifiques, tandis que les autres étaient dirigées contre le vice supposé ou reconnu de la constitution du malade, et, par conséquent, rentraient dans les traitements généraux.

On dit que l'on peut juger du peu de connaissances réelles où l'on est parvenu en thérapeutique, au sujet d'une maladie, par le nombre de médicaments employés et des moyens proposés contre elle. Si l'on applique ces principes à l'amaurose, on en conclura que nous sommes encore bien peu avancés, et l'on aura raison.

Scarpa, dans tous les cas, ainsi que l'école humoriste à laquelle il appartenait, ne voulait combattre l'amaurose, quelle que fût du reste la nature de ses symptômes, que par les évacuants, l'émétique surtout, qu'il préconise comme souverain, les laxatifs, les drastiques même, concurremment avec les topiques excitants sur les yeux.

Nous allons chercher dans les considérations suivantes à rendre raison des principes qui nous ont dirigés dans les divers traitements que nous avons essayés pour combattre la maladie redoutable dont nous nous occupons.

Il est d'abord de la plus grande importance de rechercher quelle a pu être la cause et ensuite quelle est la nature de l'altération nerveuse de la vue que l'on a à combattre, et à quel genre elle doit être attribuée ; car les moyens varieront nécessairement selon ces diverses circonstances.

La plupart du temps, il faut le dire, la nature de la maladie reste inconnue ou très-vague, malgré les plus minutieuses investigations ; les causes, elles-mêmes, sont souvent dans le même cas ; c'est ce qui explique la répugnance de la plupart des médecins à entreprendre le traitement de l'amaurose, et donne la raison de l'ignorance dans laquelle nous sommes encore.

Quoi qu'il en soit, il importe de chercher d'abord à constater si l'affection dépend de l'altération du nerf de la cinquième paire spécialement, ou de l'affection de la rétine, et, en suivant bien les indications que nous donnons ici, on y parviendra avec assez de facilité.

Le genre de l'affection étant établi, on observera s'il y a des variations dans l'état de la vision. Si ces variations sont dues à quelque cause appréciable, on y portera toute son attention.

La constitution du malade sera, dans tous les cas, prise en grande considération; on recherchera qu'elles sont les maladies dont il a été affecté antérieurement à la maladie de la vue, et les indications fournies par ces investigations seront appréciées ainsi qu'elles doivent l'être par un médecin physiologiste.

Le genre de vie du malade, ses dispositions, ses passions, ses occupations habituelles, fournissent également des données qu'il ne faut jamais négliger.

Ces observations préliminaires étant faites, on s'enquerra de la manière dont l'affaiblissement de la vue est arrivé dans l'œil ou les deux yeux ; on s'aidera des données que fournit, dans ce cas, l'observation de l'iris, et de ce qui peut rester de mouvements appréciables dans la pupille, de son état d'élargissement, de rétrécissement ou de déformation. Dans le cas où l'affection existerait avec excès de sensibilité de la rétine, on devrait, en général, commencer le traitement par quelques applications de sangsues derrière les oreilles ou de ventouses à la nuque, ou même, dans quelques circonstances, par une saignée générale; des applications narcotiques opiacées sont, dans ces cas, les topiques qu'il faut, en général, préférer, sans cependant qu'on doive donner pour règle d'insister constamment sur leur usage.

Des vésicatoires placés aux tempes, sur le front, sur la partie supérieure de la joue, ont été fortement préconisés par plusieurs praticiens; c'est un moyen qui, en réalité, produit quelquefois de bons effets.

Des vésicatoires placés sur le sinciput, l'ustion même

de cette partie du cuir chevelu, ainsi que le pratique M. le docteur Gondret, sont encore au nombre des moyens qui, dans quelques circonstances, amènent des résultats satisfaisants.

Mais, avant d'employer ces moyens-là, il faut, hâtons-nous de le dire, s'être rendu maître des accidents inflammatoires qui peuvent avoir existé concurremment avec le développement de l'affection de la vue; il faut aussi ne pas avoir affaire à une constitution trop irritable.

Des frictions excitantes au pourtour de l'orbite par le baume de *fioraventi*, l'huile de *cayeput*, sont encore au nombre des topiques généralement employés. Comme médication interne, beaucoup d'auteurs, à la tête desquels on doit placer Scarpa, ont préconisé l'émétique; on conçoit que, dans certaines circonstances données, l'évacuation et la secousse générale, déterminées par ce moyen, puissent être d'un effet avantageux; l'erreur est de signaler cette médication comme spécifique.

Langenbeck recommande fortement l'administration des mercuriaux, particulièrement le sublimé-corrosif à l'intérieur; c'est là une médication que je ne conseillerais d'employer que dans les cas spéciaux où une indication positive viendrait la justifier; dans toute autre circonstance, une pareille médication serait toujours nuisible.

Tous les médicaments antispasmodiques, *les nervins* ont été assez généralement employés; ainsi l'arnica, la valériane, les éthers, le soufre doré d'antimoine, etc. On peut les considérer, dans la plupart des cas, comme des adjuvants utiles.

Le docteur Heim prétend avoir retiré de bons effets de l'administration de l'acide arsénieux à l'intérieur, il donne même une formule de la manière dont il l'emploie; comme je n'ai pas encore fait usage d'une pareille médication, je ne fais ici que l'indiquer, sans me prononcer à son égard.

Je ne finirais pas si je voulais rappeler la multitude des moyens qui ont été mis en usage et préconisés par les divers praticiens contre l'amaurose ; l'empirisme a ici, comme toujours, pris ses ébats, et l'on pourrait presque dire que toutes les ressources pharmacologiques ont été successivement employées contre la terrible maladie dont nous nous occupons.

Pour ce qui me regarde, après le traitement général qui doit être mis en usage, d'après les principes d'une saine médecine physiologique, ainsi que j'ai cherché à l'indiquer, et s'accomplir rationnellement, je n'ai point encore trouvé de moyen thérapeuthique plus généralement utile, ni qui m'ait donné des résultats plus satisfaisants, que la galvano-puncture pratiquée avec une cuve de Wollaston, que j'ai fait modifier à cet effet.

J'ai employé également l'électricité, mais je n'en ai pas obtenu d'aussi bons effets, ne pouvant pas, avec autant de facilité, proportionner et modifier son action suivant l'excitation que je voulais déterminer. L'instrument dont je me sers est, comme je le dis, une cuve modifiée composée de cinq appareils de plaques, plongeant dans cinq bocaux, contenant une eau plus ou moins aiguisée d'acide hydrochlorique ; la plus ou moins grande quantité de cet acide se proportionne à la force du courant galvanique qu'on veut obtenir. La cuve étant disposée et en état de fonctions, j'introduis des aiguilles à acupuncture dans les parties où viennent se ramifier les branches frontales, sourcillières, temporales et sous-orbitaire de la cinquième paire ; une aiguille à chaque œil, tantôt sur une branche, tantôt sur une autre, et je mets ces aiguilles en communication avec les fils conducteurs de ma pile, en ayant soin de placer le pôle positif à l'œil le plus malade, ou d'alterner.

Je proportionne en général, autant qu'il est possible, l'action galvanique au degré d'irritabilité du sujet ; la longueur des séances pendant lesquelles les malades peuvent rester soumis à l'action du courant, varie par conséqent pour chaque individu ; il faut surtout observer la plus grande réserve dans les commencements du traitement, et dans beaucoup de circonstances ; un quart de minute suffit alors, tandis que, plus tard, le même malade pourra utilement supporter une séance de dix minutes ou d'un quart d'heure, ce qui est cependant, en général, le maximum auquel je suis parvenu.

Il faut, dans l'emploi de ce moyen, un peu d'habitude pour apprécier avec exactitude les effets produits, et ne pas aller au-delà de l'excitation qu'il est utile de déterminer, car les résultats du traitement tiennent, en général, à sa bonne et intelligente direction.

Il faut tenir compte de l'excitation manifestée par le malade et savoir s'arrêter aussitôt qu'on aperçoit qu'on est arrivé à produire quelque mouvement dans l'iris ; malgré que les malades qui, dans ces circonstances, sentent leur vue s'améliorer sensiblement sous l'influence de l'action galvanique actuelle, supplient, en général, le médecin de continuer.

J'ai vu des malades qui pouvaient lire pendant dix minutes au sortir de la séance, et qui prenaient occasion de cela pour me dire qu'ils auraient pu lire pendant toute la journée si j'avais prolongé la séance ; mais j'ai reconnu que c'était une erreur, et qu'il faut que ce moyen soit employé avec la plus extrême prudence et surtout progressivement, si l'on ne veut pas arriver à des résultats tout contraires de ceux qu'on en attend.

C'est très-probablement à la mauvaise administration de ce moyen puissant et énergique, qu'on doit attribuer le peu d'effets qu'on en a obtenu jusqu'aujourd'hui ; mais dans cette circonstance comme dans beaucoup d'autres, il faudrait, pour être juste, reconnaître que la faute n'en est pas à la science, mais seulement à celui qui se charge de l'appliquer.

L'observation suivante, que j'extrais de beaucoup d'autres, fournira une preuve à l'appui du moyen que je recommande ; je la choisis parce qu'elle date déjà de huit années, et que, depuis cette époque, j'ai eu plusieurs fois l'occasion de revoir le malade dont la vue s'est jusqu'aujourd'hui soutenue aussi bonne qu'immédiatement après le traitement.

Deuxième observation. — M. Martin, mécanicien, âgé de quarante-cinq ans, demeurant rue de la Pépinière, n° 56, se présenta à ma consultation le 15 mars 1830.

Le malade me dit être affecté, depuis trois mois, d'une diminution de la vue, faiblesse qui s'augmentait de jour en jour, et l'avait forcé de discontinuer depuis plus d'un mois toutes ses occupations ; tout cela sans aucune douleur et sans qu'il pût l'attribuer à aucune cause appréciable.

A l'inspection des yeux, leur apparence extérieure était comme dans l'état naturel, les humeurs étaient claires et transparentes ; les membranes avaient toute leur diaphanéité, le fond de l'œil était bien noir et ne présentait aucune teinte verdâtre ; mais les deux pupilles étaient dilatées, déformées et dans une complète immobilité ; l'iris était molle et tremblottante ; la vue était vague, indéterminée, ce qui lui en restait lui suffisait à peine à se conduire, il ne distinguait plus les traits du visage des personnes qui lui parlaient ; il éprouvait la sensation, disait-il, comme s'il voyait au travers d'une masse d'eau.

Les douleurs étaient très-faibles et ne survenaient que lorsque le malade voulait forcer sa vue à quelque application.

Les deux yeux étaient également atteints ; c'était là bien évidemment une amaurose par altération du nerf de la cinquième paire.

Le traitement mis en usage fut le suivant :

Je commençai par l'application, répétée pendant cinq jours, de ventouses scarifiées à la nuque.

Des purgatifs furent également pendant ce temps administrés journellement.

Ensuite, je fis raser la partie supérieure du sinciput et y appliquai un large vésicatoire qui fut entretenu pendant six semaines.

Au bout de quinze jours de la suppuration du vésicatoire, je commençai à administrer la galvano-puncture, et au bout de quinze à vingt séances, ce qui porta l'ensemble du traitement à six semaines, les pupilles étaient mobiles et formées comme dans l'état naturel, les iris étaient fermes, et la vue complètement rétablie dans les deux yeux.

Depuis huit années, le malade n'a point éprouvé de rechute, et sa vue s'est parfaitement soutenue.

§ III.

AMAUROSE PAR ALTÉRATION DE LA RÉTINE ET DU NERF OPTIQUE.

Cette troisième espèce de cécité nerveuse est ordinairement beaucoup plus grave que la précédente.

En examinant l'œil, on n'y voit d'abord rien de particulier, l'apparence extérieure est comme dans l'état naturel, les humeurs de l'œil conservent toute leur transparence, et les membranes leur diaphanéité. L'iris paraît saine, la pupille se contracte encore sous l'influence de la lumière, et l'on se rend facilement raison de cette circonstance si l'on considère que dans ce cas le nerf de la cinquième paire conserve quelquefois, surtout dans le commencement, toute son intégrité. Seulement, en examinant avec attention le fond de l'œil, surtout avec la loupe, on remarque que la rétine présente une couleur verdâtre et transparente, quelquefois veinée de rainures verdâtres plus prononcées, sur un fond également verdâtre, mais plus transparent.

Il me paraît hors de doute que, dans cette espèce d'amaurose, des autopsies cadavériques ont la plupart du temps fait reconnaître une altération réelle de la substance de la rétine dans les yeux affectés (1). C'est même à cette altération organique, dont, sans pouvoir révoquer en doute l'existence, nous ne connaissons pas encore la nature, que doit être attribuée cette teinte verdâtre que présente la rétine, et qui est le signe pathognomonique du genre d'amaurose dont nous nous occupons.

Les douleurs sont assez généralement nulles ou du moins très-légères.

La vue se soutient encore assez distincte dans le commencement ; mais les malades ne peuvent se livrer à aucun travail assidu, la moindre application les fatigue, et un sentiment de gêne incommode les force de discontinuer bientôt ; les larmes se sécrètent alors avec plus d'abondance, l'œil devient douloureux, quelquefois même s'injecte un peu, et si les malades ne discontinuent pas leur occupation, la vue se trouble tout-à-fait, et des douleurs assez aiguës viennent encore s'ajouter à ce trouble de la vue.

Cette irritation momentanée de la vue, cette douleur de l'œil à la moindre fonction, ne trouvent-elles pas leur explication dans l'action surexcitée du nerf de la cinquième paire, par suite des efforts continués pendant trop long-temps pour dilater suffisamment la pupille ? Effet qui a constamment lieu dans le commencement des amauroses par altération de la rétine, quand les malades veulent se livrer au moindre travail.

Causes. — Les causes de cette affection sont les

(1) Le *Journal des progrès, des sciences et institutions médicales* en rapporte deux exemples remarquables en 1827 (xve vol., p. 248, etc.)

mêmes que celles que nous avons indiquées dans l'espèce précédente. — Nous ne nous répèterons pas à cet égard.

Traitement. — Le traitement, dans ce cas, est le même que celui que nous avons indiqué dans le paragraphe précédent. Seulement, s'il y a quelque indication particulière, elle ne doit pas être négligée ; et le cas étant toujours proportionnellement plus grave, le médecin doit y apporter tous ses soins, et surtout prévenir le malade que le succès doit souvent dépendre de la persévérance avec laquelle on suivra la médication que l'on croit la plus utile ; le temps est ici, comme dans beaucoup d'autres circonstances en médecine, un élément indispensable du succès.

Troisième observation. — M. l'amiral Tchitchacooff, âgé de soixante-huit ans, demeurant à Sceaux, vint me consulter en mars 1829.

Il était depuis plusieurs années atteint d'un affaiblissement progressif de la vue, sans aucune douleur, et qui était, à cette époque, arrivé au point de rendre la lecture impossible, et la moindre application de la vue difficile et pénible.

Le malade avait déjà subi, à l'occasion de cet affaiblissement de la vue, plusieurs traitements dont aucun n'avait amené d'amélioration.

La constitution générale du malade était grêle et excitable, son tempérament lymphatico-nerveux. Son genre de vie avait été assez agité, et M. l'amiral avait beaucoup vécu.

L'aspect des deux yeux était semblable ; ils étaient tous deux assez également atteints. On distinguait facilement, à la loupe, la couleur verdâtre de la rétine qui était comme striée, mais très-légèrement. Les humeurs de l'œil avaient conservé toute leur transparence, et l'iris, qui était bleue, exécutait encore assez bien ses fonctions. Les douleurs étaient habituellement nulles, et ne se développaient qu'avec la fatigue de la vue.

Il y avait ici, bien évidemment pour moi, une amaurose par altération de la rétine et du nerf optique. La vue, je le répète, était assez faible pour rendre la lecture impossible et empêcher le malade de s'appliquer à aucun travail.

Pour commencer le traitement, je prescrivis d'abord un régime alimentaire tonique et fortifiant, le malade étant généralement affaibli par suite d'excitations vénériennes continuées dans un âge trop avancé ; des bains de gélatine, un exercice modéré, et surtout l'abstinence conjugale furent recommandés.

J'eus soin d'entretenir toujours le ventre libre, et j'appliquai quelques ventouses à la nuque, en même temps qu'un vésicatoire au sinciput.

Je fis également usage de la galvano-puncture, et au bout de vingt séances, dans le courant de mai, le malade, dont la vue s'était améliorée au point de lui permettre de lire un journal, partit pour voyager pendant toute la belle saison, et prendre les bains de mer que j'avais prescrits.

A son retour, en décembre, la vue s'était toujours soutenue bonne, cependant était plus disposée à une prompte fatigue ; enfin, en mars et avril 1830, je fis subir de nouveau au malade un traitement semblable à celui de l'année précédente, et l'amélioration de la vue fut complète.

§ IV.

AMAUROSE PAR ALTÉRATION SIMULTANÉE DU NERF DE LA CINQUIÈME PAIRE DE LA RÉTINE ET DU NERF OPTIQUE.

Dans ces cas malheureux viennent se joindre simul-tanément les symptômes des deux altérations que nous venons d'examiner.

Alors l'aspect extérieur de l'œil est vague et la vue incertaine, même lorsque les malades conservent encore un peu de vision. Constamment, dans ce cas, on observe la teinte verdâtre du fond de l'œil, indice de l'altération organique de la rétine, et constamment aussi l'iris est molle et tremblottante ; la pupille, dilatée, quelquefois déformée dans son contour, ne présente plus de mouvement de contractilité.

La vue est assez ordinairement nulle ; cependant il y a des malades qui conservent encore, pendant quelques mois, la faculté de se conduire et de distinguer les grandes masses des corps, mais cela ne dure jamais bien long-temps.

Le pronostic est ici toujours funeste, c'est ce genre que la plupart des auteurs désignent sous le nom d'*amaurose confirmée, invétérée,* et regardent comme incurable.

Causes. — Les causes de cette affection sont toutes celles que nous avons indiquées au paragraphe deuxième, ayant agi seulement avec plus d'intensité ou de persévérance, car la plupart du temps cette maladie est la suite d'une amaurose par altération de la rétine, à laquelle est venue se surajouter l'altération du nerf de la cinquième paire.

Traitement. — Le traitement dans ce cas est le même que celui que nous avons indiqué, seulemement il reste presque toujours sans succès lorsque la maladie est déjà ancienne.

C'est à cette déplorable maladie que le plus grand de nos historiens a dû la perte de sa vue, dans un âge encore si peu avancé. Je veux parler de M. Augustin Thierry, auquel j'ai donné mes soins, il y a onze ans, sans aucun succès ; et si je ne relate pas ici avec détail l'observation qui le concerne, c'est qu'elle est restée trop incomplète, et que le traitement n'a pas été suivi avec assez de persévérance.

FIN.

www.ingramcontent.com/pod-product-compliance
Ingram Content Group UK Ltd.
Pitfield, Milton Keynes, MK11 3LW, UK
UKHW021633130726
13696UKWH00005B/2172